I0711624

A balanced Week

Wie man ein langes und glückliches Leben führt!

Nils Randers

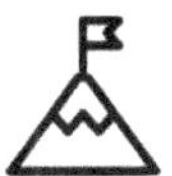

Über den Autor

Nils Randers hatte einst vor, das menschliche Gehirn zu studieren, zumindest etwas Vernünftiges zu tun, empfand es dann aber doch besser, sein Leben dem Schreiben zu widmen. Er ging in Ulm und Augsburg zur Schule und lebte mal in Deutschland, mal in den USA und in Spanien, als ihn die Verbindung zu seiner Heimat im Jahr 2009 nach Ulm   holte.

In seinen Büchern versucht Randers große Themen der Gesellschaft, wie die Ernährung oder auch Wirtschaft mit Hilfe wissenschaftlicher Erkenntnisse neu zu untersuchen.

INHALT

Gesund vs. ungesund 1

  1.1 Was bedeutet eigentlich gesund? 1

  1.1.2 Wie leben langlebige Völker? 4

  1.1.3 Vorteile einer gesunden Ernährung im Alter......7

  1.2 Warum ist Ungesundes schädlich? 9

Was braucht der Körper? 10

  2.1 Eiweiß 11

  2.2 Fette 12

  2.3 Kohlenhydrate 14

  2.4 Mineralien, Vitamine und Ballaststoffe 15

Und was braucht der Körper nicht? 23

  3.1 Zucker 23

  3.2 Konservierungsstoffe 25

  3.3 Geschmacksverstärker..............................26

Ernährungskonzepte 29

  4.1 Vegetarisch 30

  4.2 Vegan 31

  4.3 Paleo 33

  4.4 Nahrungsmittelunverträglichkeiten..............34

  4.5 Abnehmen mit Intervallfasten 36

Vorurteile und Mythen 40

  5.1 Vorurteil Tiefkühlkost..............................40

5.1.1 TK-Gemüse 41

5.1.2 Fertiggerichte 42

5.2 Mythos Smoothies 42

Eine ausgewogene Woche 45

Der gute Geschmack 46

6.1 Morgens 47

6.1.1 Granola 48

6.1.2 Brot ohne Mehl 49

6.2 Mittags 52

6.2.1 Bulgursalat mediterrane Art 52

6.2.2 Überbackene Süßkartoffeln mit Kichererbsen.54

6.3 Abends 57

6.3.1 Gemüsewaffeln 57

6.3.2 Omelette mit roter Bete und Rucola...............58

6.4 Für zwischendurch...61

6.4.1 Selbstgemachte Müsliriegel...........................62

6.4.2 Zuckerfreie Heidelbeermuffins......................63

6.5 Wohlbefinden 65

Richtige Antworten des Ratespiels..............................66

Gesund vs. ungesund

1.1 WAS BEDEUTET EIGENTLICH GESUND?

Grammatikalisch gesehen ist dieses Wort ein Adjektiv. Im Duden werden drei verschiedene Erklärungen aufgeführt. Als erste ist die Bedeutung „keine Störung im körperlichen, psychischen und geistigen Wohlbefinden aufweisend; durch Krankheit nicht beeinträchtigt, keine Schäden durch Krankheit aufweisend" (https://www.duden.de/rechtschreibung/gesund) hinterlegt. Ebenso beschreibt das Wort gesund „die Gesundheit fördernd, ihr zuträglich" (vgl. ebd.) oder „der allgemeinen menschlichen Beurteilung nach richtig, vernünftig, normal" (vgl. ebd.). Auf eine gesunde Ernährung bzw. einen gesunden Lebensstil im Allgemeinen sind die beiden letzten Aussagen zutreffender als die erste. Eine gesunde Ernährung fördert also die Gesundheit und sollte im Allgemeinen auch normal und richtig sein. Dazu bedarf es kurz gefasst einer frischen, ausgewogenen und variationsreichen Mischkost, die mehr pflanzliche als tierische Produkte und gleichzeitig viel Flüssigkeit bereithält.

Bist du fit auf dem Gebiet der gesunden Ernährung?

Um deinen eigenen Wissensstand besser einschätzen zu können, starten wir mit einem interessanten Ratespiel. Die korrekten Antworten findest du ganz am Ende des Textes. Sei aber fair und ehrlich, spiele erst mit und schau dann die richtigen Antworten nach.

1. Wie viel Wasser wird für die Produktion eines
   Rindersteaks benötigt?
a) 1.200 Liter
b) 10.000 Liter

c) 15.000 Liter

2. Welche Süßigkeit ist am fettärmsten?

a) Marzipan

b) Gummibärchen

c) Erdnussbutter

3. Welches Getränk ist am kalorienärmsten?

a) Vodka

b) Cola-Bier-Mix

c) trockener Rotwein

4. Welche Nährstoffe muss unser Körper über die Nahrung aufnehmen, weil er sie selbst nicht bilden kann?

a) Kohlenhydrate

b) gesättigte Fettsäuren

c) Vitamine

5. Wie viele verschiedene Apfelsorten gibt es weltweit?

a) unter 5.000

b) über 7.500

c) über 9.500

Egal, wie deine Antworten nun ausgefallen sind, ob du bereits ein Experte bist oder noch das ein oder andere lernen kannst, du interessierst dich für eine gesunde Ernährung und das ist gut so. Da es bei Ernährung um deine persönliche Lebenslage, deinen eigenen Geschmack und deinen Körper geht, dient alles, was du hier und auch woanders lesen wirst, nur als Richtlinie und allgemeine Vorgabe. Nimm dir genau das mit, was du brauchst und ändere den Rest so ab, dass er für dich Sinn ergibt. Niemand muss perfekt sein und eine perfekte Ernährung ist nicht unbedingt die gesündeste.

A BALANCED WEEK
WIE MAN EIN LANGES UND
GLÜCKLICHES LEBEN FÜHRT!
1.1.2 WIE LEBEN LANGLEBIGE
VÖLKER?

Deutsche, die um 1960 geboren werden, können im Durchschnitt mit einer Lebenserwartung von 66,9 Jahren bei den Männern und 72,4 Jahren bei den Frauen rechnen. Im Jahr 2015 geborenen Männern wird eine Lebenserwartung von etwa 78,4 Jahren vorhergesagt, im selben Jahr geborenen Frauen sogar 84,1 Jahre. Steht dieser steigende Trend in Zusammenhang mit einer bewussteren und gesünderen Lebensweise, die eine ausgewogene Ernährung, ausreichend Bewegung und wichtige Ruhephasen miteinander vereint?

In unterschiedlichen Teilen der Welt gibt es noch heute Völker, die überdurchschnittlich alt werden. Wissenschaftlern zufolge liegt dies am gesunden Lebensstil, an einer ausgewogenen und frischen Ernährung und täglicher Bewegung. Eines dieser Völker findest du im Kaukasus, in dem Ort Abchasien am Schwarzen Meer. Auch wenn aufgrund fehlender Geburtsdokumentationen keine genauen Angaben über das tatsächliche Alter der Einwohner gemacht werden können, erreichen diese ein sehr hohes Alter und bleiben dabei lange fit. Die Blutproben, die ihnen entnommen wurden, weisen einen einwandfreien

Gesundheitszustand mit vorbildlichen Cholesterin- und Blutfettwerten auf. Auch das Körpergewicht, der Blutdruck, die Organleistung und die mentale Verfassung sind auffallend gut. Woran kann es liegen, dass über 80-Jährige einen besseren Gesundheitszustand aufweisen als westeuropäische 40-Jährige? Es finden sich einige Unterschiede in der Ernährung der Abchasier und der Deutschen. Während hier gerne mal 300 Gramm Fett am Tag aufgenommen werden, überschreiten die Abchasier selten 50 Gramm Fett am Tag. Sie verzehren hauptsächlich Joghurt, Kefir, Buttermilch und Magerkäse. Gleichzeitig achten sie darauf, neben regelmäßiger Bewegung während der Arbeit dem Körper auch ausgiebige Ruhephasen zu gönnen.

In Pakistan leben die Hunzukuc, die oft fälschlicherweise als Hunzas bezeichnet werden, im Hunzatal. Da dieses Gebiet sehr lange schwierig zu erreichen war, bestand so gut wie kein Kontakt zur Außenwelt. So lebten die Einwohner von dem, was ihnen vor Ort zur Verfügung stand. Aufgrund des geringen Vorkommens an Holz wurden die meisten Nahrungsmittel roh verzehrt, erhitzt wurden nur wenige. Obst wie Aprikosen, Äpfel, Kirschen, Birnen, Beerensorten und Trauben gehörten zu den Hauptnahrungsmitteln, aus Gerste wurde in der Sonne ein Fladenbrot getrocknet, neben Wasser gab es hauptsächlich Ziegenmilch zu trinken. Im Winter gab es weniger frische Nahrung, dafür vermehrt Trockenobst. Es war nicht unüblich, dass die Bauern rund 30 km bis zu ihren Feldern laufen mussten. Dank Meditation und Ruhepausen hatten die Menschen trotzdem ständig gute Laune. Besonders die Alten genossen einen hohen Stellenwert, wurden sehr geschätzt und waren bis zum letzten Tag Teil des Gesellschaftslebens.

Auch die Okinawer in Japan und die Einwohner von Campodimele südlich von Rom verzehren hauptsächlich das, was im eigenen Garten oder im Nachbargarten angebaut wird. Wenn es Brot gibt, dann nur selbstgebacken aus alten Getreidesorten, Fleisch wird nur selten serviert. Auch diese Völker ernähren sich sehr Salz arm und halten traditionellerweise einige Ruhephasen ein.

Bei Betrachtung all dieser Völker, deren Einwohner oft über 100 Jahre alt werden, kannst du also einige Ähnlichkeiten feststellen:

Aufgrund der begrenzten Vorkommen fallen die Mengen an Essen eher gering aus. Zubereitet werden nur Nahrungsmittel aus dem eigenen Garten oder der Region. Zucker gibt es dort nicht, Salz wird nur sehr sparsam verwendet, auch der Fleischkonsum ist gering. Industriell hergestellte Produkte kennen die

Einwohner nicht, alles wird entweder so verzehrt, wie es wächst, oder selbst verarbeitet. Außerdem bewegen sich die Menschen ständig an der frischen Luft und halten trotzdem wichtige Ruhepausen ein. Und einer der größten mentalen Unterschiede zu den Westeuropäern ist, dass die Alten liebevoll von der Familie umgeben sind, geschätzt und hochangesehen werden und am Familien- und Gesellschaftsleben vollkommen natürlich teilnehmen.

1.1.3 VORTEILE EINER GESUNDEN ERNÄHRUNG IM ALTER

Durch eine ausgewogene Ernährung und eine gesunde Lebensweise kann die persönliche Lebenserwartung also deutlich gesteigert werden. Lassen sich denn hierzulande typische Alterskrankheiten und -erscheinungen dadurch auch lindern?

Die wohl häufigsten Erkrankungen im Alter sind in Deutschland Herz-Kreislauf-Erkrankungen, die Herzinfarkte, Herzinsuffizienz oder auch Schlaganfälle zur Folge haben können. Um diesen entgegenzuwirken, empfehlen Wissenschaftler heutzutage die sogenannte mediterrane Kost. Im Mittelmeerraum ernähren sich die Menschen vor allem von frischem Gemüse, Obst, Fisch, kaltgepresstem Olivenöl und gerne auch einem Gläschen Rotwein am Tag.

Fett ist nicht grundsätzlich schlecht, es muss nur das richtige Fett sein. Gesättigte Fettsäuren tierischen Ursprungs, wie sie zum Beispiel in rotem Fleisch vorkommen, solltest du meiden. Ungesättigte Fette, wie beispielsweise kaltgepresstes Oliven- oder Rapsöl, können den Cholesterinspiegel senken und so das Herz schützen. Auch Nüsse sind dank ihres hohen Gehalts an ungesättigten Fettsäuren hervorragende Energielieferanten. Durch Leinöl und Salzwasserfische kannst du deinem Körper ausreichend Omega-3-Fettsäuren zuführen. Diese sind wichtig für das Herz und das Gehirn. Vor allem der Gehirnstoffwechsel hängt von einer ausreichenden Zufuhr von Omega-3-Fettsäuren ab.

Beim Stoffwechsel setzt der Körper freie Radikale frei, die die Erbsubstanz und die Zellen zerstören können. Um sie zu bekämpfen, müssen dem Körper Antioxidantien zugeführt werden. Diese befinden sich vor allem in den Farbstoffen von Gemüse. Je bunter also das Gemüse, das pro Tag verzehrt wird, desto größer die Variation an Antioxidantien. Isst du am Tag 500 Gramm buntes Gemüse, also beispielsweise etwas Mais, orange Paprika, grüne Erbsen und rote Tomaten, kannst du anhand deines Blutbildes innerhalb einer Woche eine auffallend höhere Anzahl an Antioxidantien feststellen. Antioxidantien helfen dir bei der Abwehr von freien Radikalen. Freie Radikale sind in der Lage, Synapsen und Nervenzellen in allen möglichen Gehirnarealen zu zerstören und daher eine der Ursachen von Alzheimer. Vereinfacht ausgedrückt kann der tägliche Verzehr von ausreichend buntem Gemüse das Risiko einer Alzheimererkrankung nachweislich reduzieren.

1.2 WARUM IST UNGESUNDES SCHÄDLICH?

Gesund ist alles, was Krankheiten nicht fördert, sondern im Gegensatz für das körperliche Wohlergehen sorgt. Im Umkehrschluss ist also alles ungesund, was physische oder psychische Störungen auslöst und der Gesundheit schadet. Ganz konkret weisen viele Studien mittlerweile darauf hin, dass ein ungesunder Lebensstil zu chronischen Herz-Kreislauf-Erkrankungen, Diabetes, Krebs oder vorzeitigem Tod führen kann. Dazu gehören aber längst nicht mehr die Klassiker eines ungesunden Vorbildes wie Nikotin, Alkohol, viel Fast Food und Fertigprodukte und kaum körperliche Bewegung. Auch langes Sitzen und zu viel Schlaf sind akut gefährdend für die Gesundheit. Wer tagsüber mehr als 7 Stunden sitzt und nachts mehr als 9 Stunden schläft, setzt sich denselben gesundheitlichen Risiken aus wie langjährige Raucher und Sportmuffel.

Daher kann eine frische und ausgewogene Mischkost zwar viele positive Veränderungen mit sich bringen, sie muss jedoch mit einem aktiven Leben mit viel körperlicher Aktivität und angemessenen Ruhephasen kombiniert werden, um sich bestmöglich auf die gesamte Gesundheit auswirken zu können.

12

Was braucht der Körper?

Der Nährstoffbedarf wird als diejenige Menge eines Nährstoffs definiert, die aus objektivierbaren, naturwissenschaftlichen Gründen für die Aufrechterhaltung aller Körperfunktionen des Organismus und somit für optimale Gesundheit und Leistungsfähigkeit benötigt wird." (Ketz, 1984)

Um optimal funktionieren zu können, benötigt der Körper also unterschiedliche Nährstoffe. Die drei Makro-Nährstoffe sind Fette, Eiweiß und Kohlenhydrate. Mineralstoffe und Vitamine, die ebenfalls lebensnotwendig für den menschlichen

Körper sind, werden als Mikro-Nährstoffe bezeichnet. Stehen die Makro-Nährstoffe in einem unangemessenen Verhältnis zueinander, kann es zu spürbaren Konsequenzen führen. Es ist wichtig, eine Balance zu halten. Für erwachsene Personen spricht man von einem Verhältnis von 55-30-15. Das bedeutet, dass alle Mahlzeiten am Tag von einem Erwachsenen zu 55% aus Kohlenhydraten, zu 30% aus Eiweiß und zu 15% aus Fetten bestehen sollen. Werden zu viele Fette aufgenommen, kann dies zu Übergewicht und Stoffwechselstörungen führen. Gleichzeitig kann aber beispielsweise auch eine unzureichende Menge an Kohlenhydraten ein Grund für Übergewicht sein, ebenso wie für Verdauungsprobleme oder Störungen der Sättigung. Grundsätzlich werden diese Makro-Nährstoffe im Verdauungstrakt aufgespalten und anschließend im Blut an die Körperzellen weitergegeben, die sie benötigen. Erst danach werden diese verwertet.

2.1 EIWEISS

Körperzellen, Enzyme und Hormone bestehen aus Eiweiß. Muskelfasern, Organe, Blut, das Hormon Insulin, Antikörper des Immunsystems, diese und viele weitere Zellen sind abhängig vom Eiweiß.

Aufgrund der regelmäßigen Erneuerung jeder einzelnen Zelle ist die ständige Aufnahme von Eiweiß also unabdingbar.

Eiweiß, das über die Nahrung aufgenommen wird, wird im Darm von Enzymen zerkleinert, sodass die enthaltenen Aminosäuren mit dem Blut an das jeweilige Ziel im Körper transportiert werden können. Dort erhält das Eiweiß dann die Struktur der Zellen, der Enzyme und der Hormone und sichert ihre Funktionen. Dass insbesondere Sportler oder andere aktive Personen eine weitaus größere Menge an Eiweiß aufnehmen sollten, ist ein Trugschluss. Die Muskulatur enthält zwar viel Eiweiß, wird aber nicht durch den erhöhten Verzehr von Eiweiß aufgebaut, sondern durch entsprechendes Training. Zu viel aufgenommenes Eiweiß wird in Harnstoff umgewandelt und anschließend wieder ausgeschieden.

Vergiss jedoch nicht, dass viele eiweißreiche Produkte wie Wurstwaren, Käse und Milchprodukte auch eine erhebliche Menge an Fett enthalten. Zu viel davon kann langfristig zu einer Gewichtszunahme oder gar Fettstoffwechselstörungen führen. Nichts desto trotz gibt es eiweißreiche Lebensmittel, die in eine ausgewogene und gesunde Ernährung passen.

Lecker und gesund sind Lebensmittel wie Quark, Frischkäse, Eier oder Pute.

2.2 FETTE

Du kaufst lieber die 3,5%-fetthaltige Milch als die mit 1,5% Fett? Fettreduzierter Joghurt schmeckt dir einfach nicht? Kein Wunder, denn fetthaltige Lebensmittel schmecken einfach gut, da Fett ein Geschmacksträger ist. Das ist aber auch gut so, denn der Körper benötigt Fette ebenso sehr wie andere Nährstoffe. Beispielsweise die Vitamine A, D, E und K sind fettlöslich und können nur mithilfe von Fett aufgenommen werden. Überschüssiges Fett speichert der Körper in Fettzellen, die in schlechten Zeiten als Reserve genutzt werden können.

Da es sich beim Fett allerdings auch um den Nährstoff mit der höchsten Kaloriendichte handelt, ist etwas Vorsicht geboten. Dabei solltest du auf Qualität und nicht auf Quantität achten. Wir unterscheiden zwischen gesättigten und ungesättigten Fettsäuren. Die gesättigten Fettsäuren kommen in tierischen Lebensmitteln wie Fleisch, Sahne und Butter vor. Ungesättigte Fettsäuren sind vor allem in pflanzlichen Ölen enthalten, aber auch in fettreichem Fisch wie Lachs oder Makrele. Besonders die ungesättigten

Fettsäuren sind lebensnotwendig, da sie an der Heilung von Entzündungsprozessen und an der Blutgerinnung beteiligt sind.

Von keiner positiven Bedeutung für den Körper sind sogenannte Trans-Fettsäuren. Sie entstehen bei der industriellen Verarbeitung von ungesättigten Fettsäuren. Margarine, Blätterteig und frittierte Gerichte enthalten diese Trans-Fettsäuren, die keinerlei Mehrwert für den Körper mit sich bringen und lediglich die Kaloriendichte in die Höhe schießen lassen. Solche Trans-Fette solltest du nach Möglichkeit meiden oder nur in sehr geringen Maßen zu dir nehmen.

2.3 KOHLENHYDRATE

Kohlenhydrate bilden den wichtigsten Antrieb für die Muskulatur und das Gehirn. Das Blut transportiert sie in jede einzelne Zelle. Zudem beteiligen sie sich an der Regulation des Stoffwechsels von Fetten und Proteinen. Aber was genau ist ein Kohlenhydrat?

Es besteht aus Zuckermolekülen, die dem Körper die benötigte Energie geben. Aber Zuckermolekül ist nicht gleich Zuckermolekül. Einfachzucker (Monosaccharide) gelangen am schnellsten ins Blut.

Die bekanntesten Vertreter dieser Kategorie sind Traubenzucker (Glukose) und Fruchtzucker (Fruktose). Die Zweifachzucker (Disaccharide) stellen bloße Energieträger ohne wichtige Mineralstoffe oder Vitamine dar. Sie haben daher einen erheblich geringeren Nutzen für den Körper. Haushaltszucker, Malz- und Milchzucker gehören dieser Kategorie an. Die für den Körper besten Kohlenhydrate sind die Mehrfachzucker (Polysaccharide). Dazu zählen vor allem Vollkornprodukte, Kartoffeln und Hülsenfrüchte. Diese lassen den Blutzuckerspiegel nämlich nur langsam ansteigen, da sie vor Eintritt ins Blut zunächst aufgespalten werden. Sie sind besonders gesund, da sie neben dem wertvollen Mehrfachzucker in der Regel auch viele Mineralstoffe und Vitamine sowie sekundäre Pflanzstoffe und Ballaststoffe enthalten und zeitgleich nur einen geringen Fettanteil aufweisen. Entgegen den Befürchtungen der Gesellschaft sind Kohlenhydrate keine Sünde. Denn in der Realität weisen komplexe Kohlenhydrate wie Reis und Kartoffeln nicht übermäßig viele Kalorien auf. Der Vergleich zwischen Vollkornbrot und Weißbrot verdeutlicht aber noch einmal, warum du vermehrt auf komplexe Kohlenhydrate achten solltest. Während 100 Gramm Vollkornbrot ca. 200 Kalorien hat, nimmst du mit 100 Gramm Weißbrot sogar etwa 270 Kalorien zu dir. Im Vergleich dazu haben

Kartoffeln, die keinerlei industrielle Verarbeitung nötig haben, auf 100 Gramm lediglich 70 Kalorien.

2.4 MINERALIEN, VITAMINE UND BALLASTSTOFFE

Neben den Makro-Nährstoffen benötigt der Körper jedoch auch noch weitere Nährstoffe, um optimale Leistungen erbringen zu können. Dazu gehören zum Beispiel die Mineralstoffe, die den Mikro-Nährstoffen zugeteilt werden. Calcium, Magnesium, Kalium, Eisen, Zink, Jod und Selen machen einen bedeutsamen Teil der gesunden Ernährung aus, denn haben wir einen Mangel an Mineralstoffen, sind wir weder körperlich noch geistig in der Lage Höchstleistungen zu erbringen.

Mengenmäßig ist der Mineralstoff Calcium im menschlichen Körper der wichtigste. Er ist vor allem in Zähnen und Knochen vorhanden, spielt eine entscheidende Rolle bei der Blutgerinnung und stabilisiert jede einzelne Zellwand des Körpers. Daher ist eine ausreichende Aufnahme von Calcium unabdingbar, aber glücklicherweise auch nicht besonders schwierig. Die besten Calciumlieferanten sind mit Abstand jegliche Arten von Milchprodukten.

Insbesondere Quark, Milch, Joghurt und Käse sind die Spitzenreiter. Auch Rucola, Brokkoli und Grünkohl sind neben weiteren Gemüsesorten reich an diesem Spurenelement. Ebenso gehören Nüsse wie Haselnüsse und Paranüsse zu einer ausgewogenen Ernährung, die den Körper mit dem wichtigen Calcium versorgt.

Magnesium sorgt im Körper für eine gute Funktion des Nervensystems, es erhält die Knochenfunktion und ist für einen gesunden Energiestoffwechsel wichtig. Es befindet sich zu 60% in den Knochen, zu ca. 39% in den Muskeln und Organen und zu 1% im Blut. Der Körper kann Magnesium nicht selbst herstellen, daher muss es über die Nahrung aufgenommen werden. Besonders reich an diesem Spurenelement sind unter anderem Vollkornprodukte, Brokkoli, Bananen und Nüsse.

Kalium gehört genau wie Natrium und Chlorid zu den wichtigsten Elektrolyten des Körpers. Hauptsächlich zu finden ist es in den Zellen, lediglich 2% des Kaliumvorkommens befindet sich in den Leber- und Knochenzellen und den roten Blutkörperchen. Zu Unrecht etwas unscheinbar ist Kalium mitverantwortlich für den Säure-Basen-Haushalt sowie den osmotischen Druck. Es leitet Nervenimpulse weiter und hat daher eine große Bedeutung für die Herzfunktion, die Regulation des

Blutdrucks und für Muskelkontraktionen. Du findest Kalium in etlichen Obst- und Gemüsesorten wie zum Beispiel Bananen, Kohlrabi, Tomaten, Möhren und Aprikosen. Besonders hoch ist der Gehalt in Konzentraten wie Tomatenmark und Trockenobst. Erdnüsse, Mandeln und Bitterschokolade haben ebenfalls einen beachtlichen Kaliumgehalt. Durch die Vielzahl an kaliumhaltigen Nahrungsmitteln kann dieses Element in den meisten Fällen ausreichend über die Nahrung aufgenommen werden und so seine wichtigen Dienste im Körper erfüllen.

Eisen ist ein lebensnotwendiger Mineralstoff, der für den Sauerstofftransport im Blut zuständig ist. Müdigkeit, Blässe, brüchige Nägel und Haarausfall könnten Anzeichen sein, dass du an einem Eisenmangel leidest. Vor allem bei Frauen ist dieser leider keine Seltenheit, dabei ist er so einfach zu vermeiden. Besonders dunkles Fleisch ist ein hervorragender Eisenlieferant. Blutwurst, Schweineleber und Rinderschinken sind wahre Eisenbomben. Aber auch Hirseflocken, Kürbis- und Pinienkerne, Eigelb und Austern haben Einiges zu bieten. Bei dem Verzehr solch eisenhaltiger Lebensmittel solltest du darauf achten, dass sie gemeinsam mit Vitamin C, zum Beispiel einem Glas Multivitaminsaft oder ähnlichem, aufgenommen werden, da das Vitamin C dem Körper hilft, das Eisen zu verwerten.

Der Mineralstoff Zink ist im menschlichen Körper nur in sehr geringen Mengen vorhanden. Es spielt eine große Rolle bei vielen Stoffwechselvorgängen und ist unabdingbar für den Eiweißstoffwechsel, die Zellteilung und somit natürlich auch für Haut, Haare und die Wundheilung. Auch die Produktion von Spermien und das Immunsystem profitieren von einer ausreichenden Aufnahme von Zink. Da das Spurenelement langfristig nicht im Körper gespeichert und auch nicht selbst gebildet werden kann, ist die regelmäßige Aufnahme über die Nahrung sehr wichtig. Du findest Zink vor allem in Fleisch (Rindfleisch, Rinderleber, Kalbsleber, Schweinsleber), Fisch und Meeresfrüchten, besonders in Austern. Aber auch Haferflocken, Linsen, Erbsen, Hirse und Eier enthalten Zink, auch wenn dieses aus pflanzlichen Quellen vom Körper nicht ganz so gut verarbeitet werden kann wie das aus tierischen Quellen.

Jod ist als Spurenelement verantwortlich für den Aufbau von Schilddrüsenhormonen, die unter anderem für das Wachstum, die Knochenbildung, die Gehirnentwicklung sowie den Energiestoffwechsel benötigt werden. In Deutschland wird sowohl in der Fütterung von Nutztieren als auch in der eigenen

Küche meist jodiertes Salz verwendet. Dies konnte einen großflächigen Jodmangel einigermaßen ausgleichen, sodass ein gravierender Jodmangel hierzulande eher selten ist. Vor allem Kohlsorten, Rettich und Hirse hemmen die Jodaufnahme im Körper. Ebenso an der Produktion von Schilddrüsenhormonen beteiligt ist Selen. Dieses ist außerdem für ein gut funktionierendes Immunsystem, die Bildung von Spermien sowie als Schutz der Zellen vor oxidativem Stress zuständig. Da beim oxidativen Stress freie Radikale freigesetzt werden, zählt Selen als Antioxidans.

Vitamine braucht der Körper für einen gesunden Stoffwechsel. Er kann sie selbst nicht bilden und ist deshalb darauf angewiesen, dass ausreichend Vitamine über die Nahrung aufgenommen werden. Ein polnischer Biochemiker hat im Jahr 1912 die Existenz von Vitaminen nachweisen können. Mittlerweile sind 13 Vitamine bekannt, die für den Menschen lebensnotwendig sind. Eine eindeutige Rangordnung, welche Vitamine die wichtigsten sind, gibt es nicht. Grundsätzlich solltest du darauf achten, alle Vitamine ausreichend und regelmäßig zu dir zu nehmen. Vitamine können in zwei Gruppen unterteilt werden, in die fettlöslichen und in die wasserlöslichen Vitamine.

Die Vitamine A, D, E und K sind fettlöslich, d.h. sie benötigen Fett, um vom Körper besser aufgenommen werden zu können. Fettlösliche Vitamine sind relativ hitzebeständig und werden in der Leber und dem Fettgewebe gespeichert. Vitamin A sorgt für eine gute Sehkraft und kann aus Carotinen, wie sie beispielsweise in roter Paprika oder Karotten enthalten sind, gebildet werden. Vitamin E ist wichtig für den Zellschutz und befindet sich vor allem in Milchprodukten, Nüssen und Ölen. Vitamin D kurbelt die Knochengesundheit an. Es kann nicht durch die Nahrung aufgenommen werden, sondern allein durch direkte Sonneneinstrahlung auf die Haut. Besonders im Winter leiden die meisten Deutschen daher an einem Mangel, weshalb eine zusätzliche Einnahme des Vitamins sinnvoll ist. Vitamin K kommt in dunkelgrünem Blattgemüse wie Spinat vor und spielt eine wichtige Rolle bei der Blutgerinnung.

Die wasserlöslichen Vitamine, zu denen die B-Vitamine und Vitamin C gehören, werden vom Körper nicht gespeichert, sondern bei zu hoher Aufnahme über die Nieren wieder ausgeschieden. Die meisten dieser Vitamine sind hitzeempfindlich, daher solltest du versuchen, die Lebensmittel möglichst frisch zu verzehren oder sie nur kurz garen oder kochen. Es sind acht verschiedene B-Vitamine bekannt, die allesamt das Nervensystem und viele

Stoffwechselfunktionen unterstützen. Die wichtigsten Quellen hierfür sind Milchprodukte und Fisch, aber auch einige Gemüsesorten wie zum Beispiel Brokkoli und Spinat. Vitamin B1 sorgt für einen guten Kohlenhydratstoffwechsel, B2 dient dem funktionierenden Stoffwechsel, B3 der Fettsäurebildung und die Enzymbildung wird dank Vitamin B5 optimiert. Wenn Eiweiß umgewandelt wird, bedarf es Vitamin B6, Vitamin B7 ist unter dem Namen Biotin bekannt und trägt zu gesunden Nägeln, Haaren und einem gesunden Hautbild bei. Vitamin B9 ist Folsäure und für die Zellteilung wichtig, daher auch für Schwangere von besonders großer Bedeutung. Vitamin B12 unterstützt die Blutbildung. Da es fast ausschließlich in tierischen Produkten vorkommt, kann es bei Veganern oft zu einem Mangel dieses Vitamins kommen.

Wichtig für das Immunsystem und das Bindegewebe ist Vitamin C. Zitrusfrüchte und Beeren sind hervorragende Quellen für dieses Vitamin, welches auch die Aufnahme von Eisen im Körper erleichtert. Ein gesunder Lebensstil mit einer ausgewogenen Ernährung und viel Sonnenlicht deckt im Normalfall alle Vitamine ab. Falls du an unerklärlichen Beschwerden wie Müdigkeit, Abgeschlagenheit oder auch Zahnfleischbluten leidest, kann dein Hausarzt mithilfe eines Blutbildes einen möglichen Mangel feststellen und behandeln.

Bestimmt hast du schon viel von Ballaststoffen gehört, und dass sie deinem Körper gut tun. Aber was können diese Ballaststoffe eigentlich? Sie sorgen für ein verlängertes Sättigungsgefühl und beeinflussen den Kohlenhydratstoffwechsel positiv. Da Gallensäure durch Ballaststoffe gebunden und ausgeschieden wird, können diese Stoffe die Konzentration von Cholesterol und gleichzeitig das Risiko für koronare Herzkrankheiten senken. Darmstörungen wie Verstopfung können dank des Wasserbindungsvermögens vermieden oder zumindest deutlich gebessert werden. Hierzulande verzehren die wenigsten Menschen täglich ausreichend Ballaststoffe. Empfohlen wird eine tägliche Menge von 25 Gramm für Männer und 23 Gramm für Frauen. Du kannst diese Werte leicht erreichen, wenn du ausreichend Gemüse und Obst und vor allem Vollkornprodukte isst. Verwende statt der herkömmlichen Variante einfach Vollkornnudeln, Vollkornbrot, Vollkornreis oder auch Hülsenfrüchte. Um dich an den Geschmack zu gewöhnen, kannst du anfangs auch die Menge an Nudeln beispielsweise in eine Hälfte der herkömmlichen Variante und eine Hälfte Vollkornnudeln aufteilen. So kannst du langsam immer mehr Vollkorn verwenden und dich langsam daran gewöhnen. Beim Mehl solltest du darauf achten, dass die Typenzahl möglichst hoch ist. Während normales Weizenmehl klassischerweise Type 405 ist, solltest du lieber eine Variante mit einer höheren Zahl verwenden, da sie den Anteil an Mineralstoffen widerspiegelt. Im Roggenmehl Type 1370 befinden sich auf 100 Gramm insgesamt 1370 Milligramm Mineralstoffe. So kannst du deine Ballaststoffzufuhr einfach erhöhen, deinen Körper davon profitieren lassen und dich langsam an den neuen Geschmack gewöhnen.

Und was braucht der Körper nicht?

I m oberen Teil ist eigentlich alles aufgeführt, was dein Körper benötigt, um optimal funktionieren zu können. Leider enthält unsere Ernährung aber noch weitaus mehr und so Einiges, was kein Mensch braucht. Weißt du, um welche Produkte es sich speziell handelt und was sie eigentlich in deinem Körper anrichten?

3.1 ZUCKER

Der Körper braucht Zucker. Den Zucker, den er benötigt, kann er jedoch problemlos aus Obst und

Gemüse, Kartoffeln, Reis und Fleisch gewinnen. Industriell hergestellten Zucker braucht er nicht. Im Gegenteil, er schadet dem Körper mehr als dass er ihm nutzt. Warum?

Er kann zu Müdigkeit, Depressionen, Magen- und Darmproblemen, Schlafstörungen, Konzentrationsstörungen, Antriebslosigkeit und vielem mehr führen. Der Grund dafür ist das Insulin. Sobald du Industriezucker zu dir nimmst, produziert deine Bauchspeicheldrüse das Hormon Insulin, das den Zucker aus dem Blut entfernen und an alle Zellen und Organe weiterleiten soll, um daraus Energie zu gewinnen. Ist der Insulinspiegel wegen ständigen Verzehrs von Süßem chronisch erhöht, wirkt dies entzündungsfördernd. Gleichzeitig führt der erhöhte Insulinspiegel im Körper zu einem Insulinmangel im Gehirn, der Vergesslichkeit und schließlich sogar Krankheiten wie Alzheimer fördert.

Wenn Zucker aber so schlecht für den Körper ist, warum verspüren wir dann ein Verlangen danach? Nun, in der heutigen Gesellschaft werden wir von Anfang an daran gewöhnt. Ein paar Süßigkeiten hier, ein Stück Kuchen oder ein Muffin dort, zwischendurch der Fruchtsaft oder das gesüßte Eis. Oft werden auch ständiger Appetit oder gar Heißhungerattacken als Grund für eine ungesunde Ernährung genannt. Dieser

Appetit ist aber meist einzig und allein die Folge eines Vitalstoffmangels. Zusätzlich kann Zucker abhängig machen. Da er im Gehirn das Glückshormon Serotonin ausschütten kann, kann der menschliche Körper süchtig nach diesem ungesunden Stoff werden.

Wenn du dich mit dem Thema zuckerhaltige Ernährung auseinandersetzt, wirst du feststellen, dass es heutzutage gar nicht so einfach ist, dem Ganzen zu entgehen. In den Nährwerttabellen auf Lebensmittelverpackungen sollte weniger als 5 Gramm Zucker auf 100 Gramm angegeben sein, dann nimmst du im Allgemeinen nicht zu viel Zucker auf. Zudem sollten Früchte nicht allzu süß schmecken, das ist nämlich ein Zeichen von Überzüchtung und erhöhtem Fruchtzucker, den der Körper in solch hohen Dosen ebenso wenig benötigt. Um kernlose Früchte solltest du einen großen Bogen machen, denn auch das Fehlen von Kernen ist ein Zeichen von Überzüchtung. Kernloses Obst enthält nämlich erheblich weniger Vitalstoffe als herkömmliches, und sein Zucker kann vom menschlichen Körper fast ebenso schlecht verwertet werden wie Haushaltszucker. Je säuerlicher, herber und fester die Frucht, desto mehr Vitalstoffe enthält sie und desto wertvoller ist sie für deinen Körper.

3.2 KONSERVIERUNGSSTOFFE

Um Lebensmittel länger haltbar zu machen, greift die Lebensmittelindustrie bekanntlich auf Konservierungsstoffe zurück. Diese sollen den Verderb aufgrund von Bakterien oder Schimmelpilzen hinauszögern. Ist das Lebensmittel jedoch einmal verdorben, beschleunigen sie den Prozess erheblich. Doch warum sind Konservierungsstoffe schädlich für den Menschen?

Schauen wir uns beispielsweise den Konservierungsstoff E213 Calciumbenzoat an. Enthalten ist er von Natur aus unter anderem in Honig und in Preiselbeeren. Im Supermarkt befindet sich der Stoff vor allem in saureren Lebensmitteln wie Konfitüren und Fruchtsäften. Er ist natürlicherweise in der Pflanzenwelt weit verbreitet und gilt als Abwehrstoff gegen Keime von Pflanzenkrankheiten. Nutztiere profitieren von Calciumbenzoat und leben gesünder. Durch den sauren Urin wird so die Umweltbelastung gesenkt und die Mastleistung insgesamt verbessert. Fleischfresser wie Hunde, Katzen oder auch Menschen können den Stoff jedoch nicht entgiften. Katzen können daher an einer Menge von fünf Promille bereits sterben. Menschen reagieren auf diesen sekundären Pflanzenstoff häufig mit Allergien wie zum Beispiel Asthma oder Nesselsucht. Auch Arzneimittel können dadurch auf veränderte Weise aufgenommen werden. Solche und weitere unerwünschte Nebenwirkungen und Folgen kann der Verzehr von Konservierungsstoffen beim Menschen auslösen.

3.3 GESCHMACKSVERSTÄRKER

Geschmacksverstärker und Aromastoffe können den Geschmack in Lebensmitteln verändern, Geschmacksfehler vermeiden und sicherstellen, dass der Geschmack immer konstant bleibt, was vor allem für Markenware ein wichtiges Kriterium darstellt. Nützlich ist der Einsatz besonders bei der Verarbeitung minderwertiger Rohstoffe, um die Endprodukte hochwertiger erscheinen zu lassen. Am Beispiel von E633 Calciuminosinat, unter anderem in Knabberzeug und fertigen Gewürzsoßen enthalten, kannst du sehen, weshalb auch Geschmacksverstärker dem Körper mehr schaden als dass er von ihnen profitiert. Während des Stoffwechsels baut der menschliche Körper diesen und viele andere Geschmacksverstärker ab, bei diesem Prozess entsteht Harnsäure. Reichert diese sich im Blut an, bis der Pegel an Harnsäure einen kritischen Wert überschreitet, lagert der Körper die Harnsäure als Kristalle in den Gelenken und dem Weichgewebe ein. Das hat unter anderem Gicht zur Folge. Auch wenn der Begriff Aromastoff auf den ersten Blick vielleicht etwas harmloser klingen mag als Geschmacksverstärker, ist auch dieser Zusatzstoff nicht zu unterschätzen. Der Aromastoff E636 Maltol, in Süßwaren enthalten, hat seine natürlichen Vorkommen beispielsweise in Lärchenrinde und geröstetem Malz. Er entsteht bei einigen Röst- und Bräunungsvorgängen, wie bei der Kaffeeröstung. Maltol steht jedoch im Verdacht, zu einer erhöhten Aufnahme von Aluminium im Körper zu führen, was letztendlich dem Gehirn schadet und die Wahrscheinlichkeit, an Alzheimer zu erkranken, um einiges erhöht. Problematisch an dieser Sache ist, dass Maltol nicht explizit auf Verpackungen deklariert werden muss. Die Kennzeichnung 'Aroma' ist ausreichend. Daher solltest du im Großen und Ganzen auf Lebensmittel, denen Aromen und Geschmacksverstärker zugesetzt wurden, verzichten. Der gelegentliche Verzehr in Maßen wird aber sicherlich nicht zu akuten großen Schäden führen.

Ernährungskonzepte

Heutzutage ist es ja schon fast langweilig, alles zu essen. Ob Low Carb, ketogen oder Trennkost, es gibt etwa so viele Wege sich zu ernähren wie Blätter an einem Baum. Die bekanntesten Konzepte sind wohl die vegetarische und die vegane Ernährung. Informiere dich vor einer Ernährungsumstellung immer über die Vor- und Nachteile und besprich dich mit einem Arzt.

Etwas unbekannter, aber dafür mindestens genauso erwähnenswert ist die paleo-inspirierte Ernährung, die auch Steinzeit-Diät genannt wird. Hinterher kannst du für dich selbst entscheiden, welche Form am besten zu dir passt und ob vielleicht verschiedene Aspekte aus den unterschiedlichen Konzepten für dich umsetzbar sind.

4.1 VEGETARISCH

Rund 8 Millionen Deutsche ernähren sich vegetarisch, sie verzichten also auf den Verzehr von Fleisch und Fisch. Das kann sowohl ethische als auch gesundheitliche Gründe haben. Aber leben Vegetarier tatsächlich gesund oder vielleicht sogar gesünder als diejenigen, die Fleisch essen?

Die meisten Vegetarier zählen zu den Ovo-Lacto-Vegetariern. Das bedeutet, dass sie zwar auf Fleisch und Fisch verzichten, Eier und Milchprodukte jedoch uneingeschränkt zu sich nehmen. Lacto-Vegetarier meiden zusätzlich Eier. Die Befürchtung, dass Vegetarier nicht genug Eiweiß aufnehmen, ist also unbegründet. In der Regel verzehren Deutsche sogar zu viel Eiweiß, sodass eine Einschränkung gar nicht schlecht ist. Durch die Kombination von pflanzlichen eiweißreichen Lebensmitteln wie Nüssen und Kartoffeln mit Milchprodukten oder Eiern wird eine ungefähr gleich hohe Proteinqualität erreicht, wie sie in Fleisch enthalten ist. Durch den Verzicht auf Fleisch und Fisch ist die Zusammensetzung der Nährstoffe im Körper anders. Es werden einerseits mehr ungesättigte Fettsäuren und andererseits weniger Cholesterin aufgenommen. Der erhöhte Verzehr von Pflanzlichem lässt gleichzeitig den Vitaminspiegel und den Spiegel der Mineralstoffe im Blut ansteigen, außerdem sind Vegetarier mit sekundären Pflanzenstoffen und Ballaststoffen besser versorgt als Nicht-Vegetarier. Alles in allem leiden Vegetarier daher seltener an ernährungsabhängigen Erkrankungen wie Übergewicht und Arteriosklerose. Wenn du auf Fleisch und Fisch nicht komplett verzichten kannst, versuche doch deinen Fleischkonsum etwas einzuschränken. Statt der Wurst schmecken auch Brotaufstriche hervorragend und können variiert werden, statt vier Mal die Woche Schnitzel und Bratwurst gibt dir ein hochwertiges Stück Fleisch in der Woche dauerhaft mehr Genuss und Sensibilisierung für den Konsum solcher Produkte.

4.2 VEGAN

Aber leben Veganer, die komplett auf jegliche Nahrung tierischen Ursprungs verzichten, auch gesünder als Nicht-Vegetarier oder Nicht-Veganer? Immerhin verfolgen rund eine Million Deutsche diese Ernährungsweise. Tatsächlich ist diese Ernährungsweise bislang nur wenig erforscht. Zum jetzigen Zeitpunkt gibt es keine eindeutige Antwort auf die Frage, ob der Veganismus gesund oder ungesund ist und welche gesundheitlichen Auswirkungen der Veganismus birgt.

Im Allgemeinen ist der Verzicht auf tierische Produkte nicht falsch. Veganer müssen jedoch genau auf die Inhaltsstoffe ihrer Nahrung achten, um Mangelerscheinungen zu umgehen und ausreichend ausgewogene Nährstoffe aufzunehmen. Auffällig gute und aufgefüllte Speicher haben Veganer bei Nährstoffen wie Vitamin C, Folsäure oder Beta-Carotin. Eisen, Kalzium und verschiedene lebensnotwendige Fettsäuren werden hingegen häufig nicht ausreichend aufgenommen. Dabei könnte dies durch den Verzehr von Sesam, Mandeln, Spinat, Rucola, angereicherten Sojaprodukten und weiteren Nahrungsmitteln behoben werden. Lein- und Rapsöl können Omega-3-Fettsäuren liefern; durch Linsen, getrocknete Aprikosen und Pfirsiche, Haferflocken, Kürbiskerne und Hirse kann der Körper eine Menge Eisen aufnehmen.

Das größte Problem bei der veganen Ernährung ist aber die unzureichende Versorgung von Vitamin B12. Es gibt die Möglichkeit mit veganen Ersatzprodukten, die mit B12 angereichert sind, entgegenzuwirken, doch um den Bedarf sicher zu decken, greifen die meisten Veganer zur B12-Spritze, die beim Arzt des Vertrauens gegeben wird. B12 ist für die Zellteilung, die Blutbildung und ein funktionierendes Nervensystem verantwortlich, kommt aber fast ausschließlich in tierischen Lebensmitteln vor. Ein Mangel wird in der Regel sehr spät festgestellt, da der körpereigene Speicher bis zu fünf Jahre ausreicht. Da aber langfristige neurologische Schäden entstehen können, sollten Veganer diesem Risiko mithilfe von Nahrungsergänzungsmitteln entgehen. Mediziner und Ernährungswissenschaftler raten Gruppen mit erhöhtem Nährstoffbedarf von einer veganen Ernährung strikt ab. Dazu gehören Säuglinge und Kleinkinder sowie schwangere und stillende Frauen.

Dennoch ist der Ernährungstrend Veganismus gesund: Er führt zu einem geringeren Körpergewicht, besseren Blutfettwerten und niedrigerem Blutdruck. Chronische Krankheiten wie Rheuma können erheblich schmerzfreier verlaufen, das Risiko für Diabetes und Herz-Kreislauf-Erkrankungen kann verringert werden. Du solltest jedoch nicht von heute auf morgen komplett die Ernährung umstellen, denn auf diese Art und Weise kehren die meisten langfristig gesehen wieder zu ihrer alten Ernährungsweise zurück. Sinnvoller ist es, Stück für Stück Lebensmittel zu meiden und durch neue zu ersetzen, sodass der

Körper Zeit hat, sich an die neuen Geschmäcker zu gewöhnen.

4.3 PALEO

Die Ernährungsweise nach Paleo sieht vor, alles das zu essen, was auch schon die Steinzeitmenschen zu sich genommen haben. Es werden also sämtliche Arten von Gemüse und Obst, sowie Fleisch, Eier, Fisch, Beeren, Nüsse und in einem gewissen Maß Milchprodukte zu sich genommen. Produkte, die es damals (noch) nicht gab, sollten auch bei uns heute nicht auf dem Speiseplan stehen. Dazu gehören zum Beispiel Brot und Kuchen, da es ja kein Mehl gab, Nudeln und natürlich sämtliche industriell hergestellten Lebensmittel. Es kann einen anfangs tatsächlich vor eine große Leere stellen, wenn auf alles industriell Hergestellte verzichtet wird. Welche Soßen kann ich essen, woraus soll mein Abendbrot bestehen? Sowohl offline als auch online gibt es mehr als genug Rezeptideen für dieses Konzept, um einen Umstieg auf weniger Künstliches zu vereinfachen. Für viele Berufstätige kann Paleo allerdings teuer und zeitintensiv sein, denn um gut zu speisen muss man beim Paleo mehr Zeit in der Küche investieren.

Egal, wie du dich ernährst, ob du ein spezielles Konzept verfolgst oder nicht, denke daran, auf die Signale deines Körpers zu achten und ihm das zu geben, was er braucht. Du kannst Vegetarier sein und trotzdem mal eine Suppe mit Rinderbrühe essen, du kannst auf Milchprodukte verzichten und trotzdem mal einen Kakao trinken oder du kannst dich Paleo ernähren und trotzdem Brot essen. Solange es dir gut tut, brauchst du deinem Körper keine Lebensmittel zu entziehen. Du stehst in keiner Konkurrenz mit anderen und solltest nur auf deinen Körper hören.

4.4
NAHRUNGSMITTELUNVERTRÄGLICH KEITEN

Magen-Darm-Beschwerden sind weit verbreitet. In unserer heutigen Gesellschaft häufen sich Unverträglichkeiten, Intoleranzen und Allergien gegen Lebensmittel, sodass manche schon von Modekrankheiten sprechen. Die Zahl der diagnostizierten Unverträglichkeiten weicht von der Zahl von selbstdiagnostizierten Unverträglichkeiten erheblich ab. Besonders bekannt sind Beschwerden durch Laktose (Milchzucker), Fruktose (Fruchtzucker) und Gluten.

Die Diagnose von Intoleranzen ist nicht selten schwierig, da Symptome oftmals verschwimmen, zu unterschiedlichen Zeitpunkten nach der Nahrungsaufnahme auftreten und je nach verzehrter Menge variieren können. Der Hausarzt kann aber in jedem Fall ein Blutbild erstellen lassen, das andere entzündliche Krankheiten ausschließen kann. Gastroenterologen sind Fachärzte auf dem Magen-Darm-Gebiet und kennen sich auch mit Unverträglichkeiten sehr gut aus. Bei Beschwerden solltest du dich also an diese Ärzte wenden, und nicht einfach selbst auf Verdacht hin die Ernährung komplett umstellen und bestimmte Lebensmittel meiden.

Solltest du oder jemand aus deinem Umfeld konkret an Beschwerden im Magen-Darm-Bereich leiden, gilt es zunächst einmal bewusster zu essen. Nimm dir Zeit, dein Essen vorzubereiten, wähle regionale und frische Zutaten und vermeide verarbeitete Produkte. Während des Essens solltest du dich auf nichts anderes konzentrieren; das Handy und das Tablet bleiben dem Esstisch fern, setz dich an einen nett gedeckten Tisch und genieße das Essen. Hörbücher eignen sich übrigens super, um während des Essens nicht in Langeweile zu verfallen und die Konzentration trotzdem dem Vorgang der Nahrungsaufnahme zu widmen. Versuche so oft wie möglich, in Ruhe zu essen. Innerhalb weniger Wochen wirst du feststellen können, ob sich die Beschwerden legen, oder ob es dir tatsächlich nach bestimmten Mahlzeiten schlechter geht. Dann ist der Weg zum Arzt der nächste Schritt.

4.5 ABNEHMEN MIT INTERVALLFASTEN

Nach 18 Uhr nichts mehr essen, so gut es geht auf Kohlenhydrate verzichten, 7 kleine Mahlzeiten über den Tag verteilt zu dir nehmen - all diese Diäten versprechen einen erfolgreichen Abnehmprozess ohne Jojo-Effekt. So einfach ist es aber oftmals leider nicht. Die Alltagstauglichkeit wird leider in den Hintergrund gestellt. Bekommt der Körper keine Kohlenhydrate mehr, hat er langfristig ein sehr großes Problem. Wenn dein Tagesrhythmus einfach nicht zulässt, nach 18 Uhr nichts mehr zu essen, fällt auch dieses Prinzip schnell aus. Das Geheimnis von erfolgreichem Abnehmen ist nämlich die Kontinuität. Die Ernährung sollte langfristig umgestellt werden, nur so kann das Gewicht gehalten werden. Nimmst du mit einer Crash-Diät in kurzer Zeit viel ab, ernährst dich hinterher aber genauso wie vorher, ist es nur eine Frage der Zeit, bis die verlorenen Kilos wieder da sind, und vielleicht sogar noch mehr.

Eine Art des Fastens ist laut Medizinern äußerst gesund, regt den Stoffwechsel an und sorgt für dein Idealgewicht – das Intervallfasten, oder auch intermittierendes Fasten genannt. Hierbei verzichtest du tageweise oder stundenweise auf Nahrung.

Die Diät wurde eigentlich für Brustkrebspatientinnen entwickelt, damit sie leichter Gewicht verlieren können. Im Jahr 2013 haben ein Onkologe und eine Ernährungswissenschaftlerin gemeinsam das Buch „Die 2-Tage-Diät" (2-day-diet) veröffentlicht. Ziel des Buches ist es, eine effektive Methode für das Abnehmen vorzustellen.

Diese Art des Fastens sieht vor, an zwei aufeinanderfolgenden Tagen in der Woche jeweils maximal 650 Kalorien aufzunehmen. Hierfür eignen sich vor allem eiweißreiche und kohlenhydratarme Lebensmittel wie Huhn, Ei, Gemüse und Milchprodukte. Die fünf restlichen Tage der Woche wird zu einer mediterranen Ernährungsweise geraten. Insgesamt sollte der Körper ca. 40% seiner Energie aus Kohlenhydraten gewinnen, die restlichen 60% über Fette und Eiweiße.

Die andere Variante des Intervallfastens heißt 16:8 (gesprochen 16 zu 8). Pro Tag kannst du 8 Stunden lang am Stück deine gewohnte Nahrung aufnehmen, 16 Stunden lang wird gefastet und auf jegliche Nahrungsmittel sowie zuckerhaltige Getränke und auch Saft verzichtet. Während dieser Zeit sind Wasser und ungesüßte Tees erlaubt. Diese Art eignet sich sowohl für Frühaufsteher als auch für Nachteulen, denn ganz nach eigenem Wohlbefinden kann entweder das Frühstück oder das Abendessen ausgelassen werden. Durch diese 16 Stunden fasten hat der Körper Zeit, den Stoffwechsel zu optimieren, Giftstoffe in Ruhe auszuscheiden und Insulin besser zu verarbeiten.

Diese Phänomene wirken sich positiv auf den Blutzucker aus und können unter anderem das Risiko für Diabetes verringern. Auch der Blutdruck und die Cholesterinwerte können sich verbessern.

Während der Essensphasen kannst du deine normale, ausgewogene Ernährung aufnehmen, ohne auf viele Lebensmittel zu verzichten. So erhält dein Körper alle wichtigen Nährstoffe und droht nicht an einem Mangel zu leiden. Zudem lernst du während der Fastenzeiten zwischen Hunger und Appetit zu unterscheiden. Im Gegensatz zu Hunger ist Appetit kein Reflex, sondern ein menschliches Verlangen.

Dieses Verlangen ist häufig eine Folge von Gewohnheiten.

Daraus folgen häufig ein bewussterer Umgang mit Nahrung und eine Sensibilisierung für dein Essverhalten.

Warum sollte es bei dieser Ernährungsweise im Gegensatz zu anderen Fastenkuren oder Crash-Diäten nicht zu einem Jojo-Effekt kommen? Der Stoffwechsel wird bei dieser Art der Ernährung nicht gedrosselt, sondern angeregt. Gleichzeitig beginnt der Körper erst nach etwa 48 Stunden Fastenzeit mit dem Abbau von Muskelmasse. Beim Fasten passiert dies nicht, denn die Fastenzeit ist dafür zu kurz.

Zusätzlich werden dir keine bestimmten Lebensmittel verboten, die Heißhunger auslösen könnten. Du darfst auch gerne mal eine Pizza essen, solltest bei der nächsten Mahlzeit dann aber auf etwas kalorienarmes Wert legen. Diese Heißhungerattacken machen dem Körper schwer zu schaffen und werden mit dem Intervallfasten vermieden. Langfristig gewöhnt sich der Körper sehr gut an solch eine Ernährungsweise und wird spürbar gesünder und fitter.

Vorurteile und Mythen

n unseren Köpfen ist so mancher Mythos seit jeher gefestigt. Dass aber Tiefkühlkost nicht gleich Tiefkühlkost ist und ein frischer Apfel einem gekauften Smoothie tatsächlich vorzuziehen ist, gerät dabei leicht in Vergessenheit. Räumen wir nun mit einigen Vorurteilen und Mythen rund um eine gesunde Ernährung auf.

5.1 VORURTEIL TIEFKÜHLKOST

Pizza, Pommes oder Chicken Nuggets - die meisten von uns kennen sich in der Tiefkühlabteilung des Supermarkts recht gut aus. Dieser Bereich sollte aber weitestgehend gemieden werden, und solche Produkte nur ab und an im Einkaufswagen landen. Aber andere Regale in dieser Abteilung kannst du ruhig genauer inspizieren. Während Fertiggerichte voll mit Konservierungsstoffen sind, gibt es einige Produkte im Tiefkühlregal, die sich perfekt für das bequeme Kochen eignen und auch noch gesund sind. Tiefkühlgemüse ist praktisch und gesund!

5.1.1 TK-GEMÜSE

Die Auswahl an tiefgefrorenem Gemüse ist groß. Ob Brokkoli, Erbsen, Kaisergemüse oder Spargel, du kannst beherzt zugreifen. Das Gemüse wird nämlich in der Regel erntefrisch eingefroren und erst bei dir zuhause wieder aufgetaut. Während dieser Wartezeit in der Kälte hat es jedoch keinerlei Vitamine und andere Nährstoffe verloren. Ganz im Gegenteil, so kannst du frisches Gemüse essen, auch wenn es eigentlich gar keine Saison hat. Achte beim Auftauen aber am besten darauf, es schonend auf Raumtemperatur aufzutauen und es nicht zu stark zu erhitzen. Garen oder dünsten ist besser als kochen, da so mehr Vitamine erhalten bleiben.

Besonders gut eignet sich zum Beispiel Buttergemüse auch als Soßenersatz. Taue es schonend auf und gare es, püriere es anschließend mit etwas Wasser oder Sahne klein, und schon hast du eine gesunde und abwechslungsreiche Soße, die hervorragend zu jedem Essen passt und gleichzeitig keine unnötigen Kalorien mitbringt, sondern gesunde Nährstoffe.

5.1.2 FERTIGGERICHTE

Auch tiefgefrorene Fertigprodukte sind nicht alle gleich. Panierte Käsesticks, marinierte Schnitzel oder fertig gewürzte Kroketten sollten nicht allzu oft auf dem Speiseplan stehen. Wenn es jedoch wirklich ausnahmsweise sehr schnell gehen muss, gibt es eindeutig bessere Alternativen zu Tütennudeln oder Minutenterrinen. In den Regalen von Bofrost und Frosta kannst du deinen Vorratsschrank mit Tiefgekühltem auffüllen, da diese Marken garantiert frei von jeglichen Zusatzstoffen produzieren. Es werden frische Zutaten verwendet, die du in Minutenschnelle zu einem fertigen Gericht braten oder kochen kannst. Greife im Notfall also lieber auf solche Produkte zurück statt auf das übliche

Tiefgekühlte, denn hier musst du nicht mal ein schlechtes Gewissen haben.

5.2 MYTHOS SMOOTHIES

Smoothies sind im Trend. Smoothies sind gesund. Woher kommt dieser Gemüsebrei zum Trinken eigentlich?

Im süd- und mittelamerikanischen Raum mixen seit jeher Obst- und Gemüsehändler „jugo", also 'Saft', auf dem Markt. Als die Zubereitung von dort in die USA wanderte, entstand das Wort „smoothie", denn „smooth" bedeutet 'weich, cremig' und beschreibt demnach die Konsistenz des Pürees. Da Smoothies traditionellerweise aus den ganzen Früchten hergestellt werden, sind sie auch gesünder als Säfte, in denen Vitamine, Ballaststoffe etc. nicht mehr in vollem Umfang enthalten sind.

Und was gehört in einen Smoothie? Bei der Rezeptur des Pürees sind dir keine Grenzen gesetzt. Wähle die Früchte aus, die dir gut schmecken. Wenn du etwas mehr Gemüse als Obst verwendest, wird es nicht nur reicher an Nährstoffen, sondern gleichzeitig auch etwas zuckerärmer. Kräftige Farben wie in Karotten, roter Bete oder Blattsalat sind auch für das

Auge ein wahrer Hingucker. Jetzt fragst du dich wahrscheinlich, wenn der Smoothie also gesund und vollwertig ist, was ist dann das Problem?

Das Problem an der Sache ist, dass auch gesundes Gemüse und Obst Fruchtzucker enthalten. Je süßer die Früchte, desto mehr Fruchtzucker ist enthalten. Da die Menge an Lebensmitteln augenscheinlich sinkt sobald sie püriert sind, nehmen wir automatisch mehr zu uns, als wir im normalen Zustand essen würden. Dies führt einerseits dazu, dass wir eine nicht unerhebliche Menge an Fruchtzucker aufnehmen, der zwar gesünder ist als Industriezucker, aber immer noch ein Zucker ist und in zu großen Mengen Schäden verursachen kann. Andererseits hat das Sättigungsgefühl durch die Geschwindigkeit, mit der wir den Smoothie trinken, keine Zeit mehr einzutreten.

Wenn du dir Smoothies zubereitest, achte also am besten auf folgendes: Gib alle deine Zutaten auf einen Teller und füge tatsächlich nur so viel hinzu, wie du zum jetzigen Zeitpunkt auch im nicht püriertem Zustand essen würdest. Und sieh das Getränk als Mahlzeit oder als Snack an, nicht als Getränk wie Wasser oder Tee, denn dafür ist es viel zu kalorienreich.

Wenn du diese Punkt beachtest, sind Smoothies auf jeden Fall eine gelungene Alternative, um noch mehr frisches Gemüse und Obst am Tag aufzunehmen.

Wenn du dabei auch noch den regionalen Saisonkalender für Gemüse und Obst berücksichtigst, kannst du dem Geldbeutel und der Umwelt sogar noch etwas Gutes tun.

NILS RANDERS

Eine ausgewogene Woche

Irgendwie hast du das Gefühl, immer nur das Gleiche zu kochen? Mal Nudeln, mal Reis, mal Kartoffeln, aber großartige Abwechslung bekommst du nicht in deinen Ernährungsalltag?

Trau dich, Neues auszuprobieren. Im Internet findest du unzählige Rezeptideen. Probiere doch mal vegetarische Gerichte, ein veganes Mittagessen oder ein paleo-inspiriertes Abendessen. Um dir ein paar Tipps zu geben, kannst du dir im Folgenden eine mögliche abwechslungsreiche Woche mit ausgewogenen Nahrungsmitteln anschauen. Vergiss nicht, dass du bei jedem Rezept Lebensmittel, die du nicht magst, einfach nur durch andere austauschen oder ganz weglassen kannst. Koche so, dass es dir schmeckt, nicht wie es das Rezept vorschreibt.

DER GUTE GESCHMACK

Bei einer gesunden Ernährung musst du keineswegs auf guten Geschmack verzichten. Ganz im Gegenteil, jedes noch so leichte Gericht lässt sich mithilfe von Kräutern und Gewürzen im Nu auffrischen und bekommt eine eigene Note – ganz nach deinem Geschmack. Und gleichzeitig gibst du deinem Körper mit den kleinen Geschmacksträgern einige Inhaltsstoffe, die er sonst nur schwer bekommt. Diese besonderen Inhaltsstoffe sind Sekundärstoffe, zu denen zum Beispiel ätherische Öle, Bitter-, Scharf- und Farbstoffe gehören. Bitter- und Scharfstoffe tragen zu einer guten Verdauung bei, ätherische Öle können Viren und Bakterien bekämpfen und einige Farbstoffe regen das Immunsystem an und können deine Zellen schützen. In Kräutern befinden sich viele Mineralstoffe und Vitamine, die etliche positive Auswirkungen auf den Körper haben. Weit verbreitet sind bei uns wohl die Kräuter Oregano, Basilikum, Petersilie, Rosmarin, Schnittlauch und Thymian. Salbei und Minze schmecken hervorragend im Tee,

Lorbeer, Majoran und Koriander geben vor allem deftigeren Gerichten einen intensiven Geschmack. Du kannst auch Wildkräuter wie Löwenzahn, Brennnessel, Bärlauch und Schafgarbe probieren und dich von der Vielfalt inspirieren lassen. Liebliche Gewürze wie Zimt, Nelken, Kardamom, Anis, Vanille oder Fenchel lassen sich genauso gut in die tägliche ausgewogene Ernährung einbinden wie erdige Gewürze, zu denen zum Beispiel Curry, Muskat und Kümmel gehören, und scharfe Gewürze wie Pfeffer, Chili, Ingwer oder Knoblauch. Je vielfältiger der Gebrauch solcher Geschmacksträger ist, desto mehr Sekundärstoffe gibst du deinem Körper.

6.1 MORGENS

Morgens wie ein Kaiser. So gilt die Faustregel über das Frühstück für einige Menschen. Und das ist auch wahr, denn mit dem Frühstück hilfst du deinem Körper schneller aus dem Schlafmodus heraus, kurbelst deinen gesamten Organismus an und gibst ihm Treibstoff für einen erfolgreichen Start in den Tag. Croissants, Rührei mit Speck oder Knuspermüsli – Geschmäcker sind verschieden, und doch ist für jeden etwas am Frühstückstisch dabei. Aber leider sind viele Frühstücksideen nicht unbedingt zuckerarm, kalorienarm oder fettarm. Ganz im Gegenteil, in hohem Maße sind diese Produkte wirklich ungesund. Um trotzdem dem Vollkornbrot am Morgen entkommen zu können, oder wenigstens Variation zu kreieren, findest du hier zwei gesunde und wirklich schnell gemachte Frühstücksrezepte, die bislang jeden Probeesser überzeugt haben.

6.1.1 GRANOLA

Granola schmeckt eigentlich genau wie Knuspermüsli. Im gekauften befindet sich leider jedoch eine Unmenge an Industriezucker und weiteren Zutaten, die dir vielleicht nicht so gut bekommen, dir nicht schmecken oder die einfach ungesund sind. Aber zum Glück kannst du dir dein Knuspermüsli jetzt ganz einfach selbst machen.

Dafür brauchst du:
3 Gläser Haferflocken
1 Glas Nüsse (Hasel-, Erd-, Cashew-, Walnüsse, Mandeln, etc.)
0,5 Gläser Kerne (Sonnenblumen-, Pinien-, Kürbiskernen, etc.)
variabel 0,5 Gläser Kokoschips
0,25 Gläser kaltgepresstes Rapsöl oder Kokosöl

1 TL Zimt

eine Prise Salz

6 EL Nussmus (Erdnuss-, Mandel-, Haselnussmus,
etc.)

Und so bereitest du es zu:
Starte damit, deinen Backofen auf 180 Grad Umluft
vorzuheizen, so sparst du Zeit. Vermische die
Haferflocken zusammen mit den Nüssen, den
Kernen, den Kokoschips falls sie dir schmecken, dem
Zimt und dem Salz. Füge schließlich das Öl und das
Nussmus hinzu und knete die Masse ordentlich
durch. Verteile nun alles auf einem mit Backpapier
ausgelegten Backblech, schiebe es auf die mittlere
Schiene des Backofens. Nach ca. 15 Minuten solltest
du das Müsli einmal drehen und wenden, damit alle
Seiten gleichmäßig braun und knusprig werden. Je
nach Backofen ist das Granola nach 25-40 Minuten
schön knusprig. Lasse das Granola auf dem
Backblech, bis es vollständig abgekühlt ist, da es nur
so schön fest werden kann. Lagerst du es nun licht-
und luftgeschützt in einem Vorratsbehälter, ist es bis
zu zwei Wochen haltbar.

6.1.2 BROT OHNE MEHL

Für viele von uns gehört Brot zum Frühstück wie das Huhn zum Ei. Leider ist Mehl aber nicht für jeden bekömmlich, es kann Beschwerden auslösen und kann deshalb ab und an auch gern mal weggelassen werden. Alternativ kannst du dir ein Brot backen, bei dem du völlig ohne Mehl auskommst. Die Konsistenz erreichst du mithilfe von Kernen und Nüssen. Somit hat das Brot hervorragende Nährwerte und wird dich sehr lange satt halten.

Dafür brauchst du:

130 g Sonnenblumenkerne
90 g Leinsamen
70 g Mandeln oder Haselnüsse
150 g Haferflocken oder Dinkelflocken
2 TL Chiasamen
4 TL Flohsamenschalen
1 TL Salz
1 TL Honig, Agavendicksaft oder Ahornsirup
3 TL geschmolzene Butter oder geschmolzenes Kokosöl
350 ml Wasser

Und so bereitest du es zu:

Vermische alle trockenen Zutaten in einer großen
Schüssel miteinander. Bei den Kernen und Nüssen
kannst du natürlich so variieren wie es dir am besten
schmeckt. Schmelze das Kokosöl bzw. die Butter auf
dem Herd und füge den Honig und das Salz hinzu.
Diese Mischung gibst du jetzt in die Schüssel mit den
trockenen Zutaten und knetest alles gut durch. Gib in
kleinen Schritten das Wasser hinzu und mische weiter
alles ordentlich durch. Lege eine Kastenform mit
Backpapier aus und gib den zähen Teig hinein. So
sollte das Ganze nun mindestens 3 Stunden gehen.
Du kannst den Teig auch abends vorbereiten, über
Nacht gehen lassen und am Morgen frisch in den
Ofen schieben. Im vorgeheizten Ofen braucht das
Brot nun ca. 20 Minuten bei 180 Grad. Hole dann das
Brot heraus und stürze es mitsamt Backpapier auf
einen Rost. So kann auch der untere Teil des Brotes
trocknen und gut backen. Nach weiteren 40 Minuten
im Ofen ist das Brot fertig.

Du wirst staunen, wie gut dieses Brot ohne Hefe und
Mehl dich satt macht.

6.2 MITTAGS

Vor allem mittags kannst und solltest du darauf achten, saisonale und am besten regionale Produkte zu verwenden. Deutscher Kohlrabi im Sommer ist nicht nur lecker knackig und voller wichtiger Nährstoffe, sondern auch noch um vieles günstiger als zum Beispiel aus Südamerika eingeflogene Mangos oder Papaya. Gleichzeitig vermeidest du mit dem Kauf regionaler und saisonaler Produkte unnötige Umweltbelastung und förderst die Bauern in deiner Umgebung.

Genau aus diesen Gründen hat die Verbraucherzentrale Schleswig-Holstein die kostenlose App GrünZeit entwickelt. Hier kannst du sehen, in welchem Monat welches Obst und Gemüse verfügbar ist und wie hoch seine Klimabelastung ist.

Neben dem täglichen Verzehr von frischem Gemüse solltest du darauf achten, tatsächlich regelmäßig Fisch zu essen und maximal zwei Mal in der Woche ein Fleischgericht zuzubereiten.

6.2.1 BULGURSALAT MEDITERRANE ART

Dafür brauchst du:

200 g Bulgur

1 Zwiebel

1 Knoblauchzehe

1 Aubergine

1 Zucchini

3 Fleischtomaten

1 Möhre

500 ml passierte Tomaten

1 EL kaltgepresstes Olivenöl

1 EL frischer Basilikum

1 TL Paprikapulver edelsüß

italienische Kräuter nach persönlichen Vorlieben

Etwas Salz und Pfeffer

Und so bereitest du es zu:

Koche den Bulgur nach Packungsanleitung in Salzwasser. Wasche währenddessen das Gemüse ab und zerkleinere es in gleichmäßige kleine Würfel. Dünste nun zuerst die Zwiebel und den Knoblauch in etwas Olivenöl. Gib im Anschluss das restliche Gemüse hinzu und brate es bei mittlerer Hitze an. Lösche einige Minuten später das Gemüse mit den passierten Tomaten ab und gib deine ausgewählten Kräuter und die Gewürze hinzu.

In der Zwischenzeit ist der Bulgur fertig geworden und kann nun unter die Gemüsemischung untergehoben werden. Falls du sie magst, kannst du das ganze zum Schluss mit Oliven verschönern und kalt oder warm genießen.

6.2.2 ÜBERBACKENE SÜSSKARTOFFELN MIT KICHERERBSEN

Etwas Variation können auch die beliebten Süßkartoffeln in deine Küche bringen. Auch wenn sie etwas schwerer zu schälen sind als herkömmliche Kartoffeln, bei diesem Rezept musst du dir die Mühe nicht einmal antun!

Für zwei Portionen brauchst du dafür:

200 Kichererbsen aus der Dose

2 große Süßkartoffeln (ca. 400g pro Kartoffel)

1 TL kaltgepresstes Olivenöl

100 g Baby-Blattspinat

75 g Frischkäse oder Ziegenfrischkäse

Etwas Salz, Pfeffer, Kreuzkümmel und Curry

Und so bereitest du es zu:

Heize zuerst den Ofen auf 200 Grad vor. Lasse die Kichererbsen ordentlich abtropfen. Halbiere die Süßkartoffeln und bestreiche sowohl die Schnittflächen als auch die komplette Schale mit dem Olivenöl. Gib die Hälften nun auf ein mit Backpapier ausgelegtes Backblech und lasse sie bei Ober- und Unterhitze etwa 35 Minuten auf der mittleren Schiene backen.

Die abgetropften Kichererbsen kannst du in der Zwischenzeit mit den Gewürzen abschmecken.

Um den Baby-Blattspinat zuzubereiten, übergieße ihn in einem Sieb mit kochendem Wasser und schrecke ihn direkt im Anschluss kalt ab. Jetzt kannst du ihn grob hacken und mit den gewürzten Kichererbsen vermischen.

Sobald die Süßkartoffeln vorgegart sind, nimmst du sie aus dem Ofen und holst etwas Fruchtfleisch aus jeder Hälfte. Das Fruchtfleisch mischst du nun unter die Kichererbsen und den Spinat und zerdrückst das ganze etwas. Befülle die Hälften der Süßkartoffeln nun mit der neuen Mischung und belege es mit Stücken des Frischkäses. Falls etwas von der Kichererbsenmischung übrigbleiben sollte, kannst du es einfach neben die Süßkartoffeln auf das Backblech legen.

Schiebe das Blech nun wieder in den Ofen und lasse die Süßkartoffeln bei 200 Grad nun 10 Minuten backen.

6.3 ABENDS

Das klassische Abendbrot ist jetzt nicht unbedingt das Beste für deinen Körper. Brot liegt relativ schwer im Magen und bringt verhältnismäßig viele Kalorien mit sich. Vor allem Weißbrot hat es diesbezüglich in sich. Um sich von dieser Routine des Abendessens zu lösen, bedarf es jedoch ein paar Wochen. Aber langfristig wirst du merken, dass ein leichteres Abendessen nicht nur der Figur gut tut, sondern auch beim Einschlafen und erholsamen Durchschlafen helfen kann. Besonders geeignet sind abends fettarme Milchprodukte wie Quark oder Joghurt, Eier auf jegliche Art zubereitet oder frisches Gemüse.

6.3.1 GEMÜSEWAFFELN

Vegetarisch, sättigend und schnell zubereitet. Die Gemüsewaffeln kannst du vorkochen und einfrieren oder dir abends frisch zubereiten. Das Gemüse kannst du je nach Saison anpassen und abwechseln.

Für 3 Waffeln brauchst du dafür:
1 Ei
150 ml Milch
130 g Vollkornmehl

100 g Karotte

100 g Kohlrabi

2 Lauchzwiebeln

2 EL Mineralwasser

Etwas Salz, Pfeffer und Paprikapulver edelsüß

Etwas Öl für das Waffeleisen

Und so bereitest du es zu:

Verquirle das Ei mit der Milch. Siebe langsam das Mehl unter die Eiermilch und rühre es ständig um, sodass keine Mehlklumpen entstehen. Würze diese Mischung nun mit etwas Salz, Pfeffer und Paprikapulver. Schäle die Karotte und den Kohlrabi und raspele beides fein. Putze die Lauchzwiebeln und hacke sie in kleine Stücke. Rühre nun das ganze Gemüse unter den Teig. Je nach Konsistenz kannst du etwas Mineralwasser unterrühren, um den Teig flüssiger zu machen. Wenn das Waffeleisen eingefettet und vorgeheizt ist, backe den Teig portionsweise zu Waffeln. Du kannst sie hervorragend mit selbstgemachtem Dip aus Schnittlauch und Naturjoghurt genießen.

6.3.2 OMELETTE MIT ROTER BETE UND RUCOLA

Ein nährstoffreiches Abendessen, das keine Vorbereitung benötigt und schnell und einfach gemacht ist. Du kannst das Gemüse natürlich je nach Saison anpassen.

Dafür brauchst du:

4 Eier

50 g Rucola

250 g Rote Bete (gegart und vakuumverpackt)

25 ml Milch

60g Fetakäse

2 EL geriebener Parmesan oder anderer geriebener Käse

etwas Salz und Pfeffer

2 EL Rapsöl

Und so bereitest du es zu:

Wasche den Rucola, trockne ihn vorsichtig wieder ab und schneide ca. ein Drittel des Salats klein. Schneide die rote Bete in kleine Würfel und die gewaschenen Lauchzwiebeln in feine Ringe.

Verquirle jetzt die Eier mit der Milch, dem geriebenen Parmesan, dem Salz und dem Pfeffer. Hebe den gehackten Rucola unter.

Erhitze in einer kleinen Pfanne das Öl und brate die Lauchzwiebeln darin an. Gib als nächstes die rote Bete hinzu und übergieße das Gemüse anschließend mit der Eiermasse. Nach ca. 5 Minuten bei mittlerer Hitze sollte das Ei stocken. Wenn du das Omelett nun auf deinen Teller gegeben hast, kannst du den Fetakäse darüber bröckeln. Falls du etwas von dem Rucola und den Lauchzwiebeln übriggelassen hast, kannst du dies nun roh über das Omelett geben und dem Ganzen so noch etwas mehr Geschmack verleihen.

Sollte dir eine kohlenhydratreiche Beilage fehlen, eignen sich Vollkornbrötchen hier sehr gut.

6.4 FÜR ZWISCHENDURCH

Es ist 10.45 Uhr. Ein paar Stunden sind seit dem Frühstück vergangen, aber für das Mittagessen ist es eindeutig noch zu früh. Wenn jetzt der kleine Hunger kommt, greifst du zum fertigen Fruchtjoghurt? Das gleiche Spiel um 16.30 Uhr. Die Zeit bis zum Abendessen ist noch zu lang, ein kleiner Snack soll das Nachmittagstief ausgleichen. Der Schokoriegel scheint eine gute Wahl zu sein. Durch solche unscheinbaren Snacks läufst du Gefahr, unglaublich viele unnötige Kalorien, Zucker und Zusatzstoffe aufzunehmen. Wenn aber der Hunger zwischendurch kommt, haben die wenigsten von uns noch Lust, sich hinzustellen und etwas Gesundes zuzubereiten. Was ist also die Lösung?

Kennst du den Begriff meal prep? Dahinter steckt das endlische *meal*, 'Mahlzeit' und *prep* als Abkürzung für *preparation*, 'Vorbereitung' und ist das coolere Wort für das gute alte Vorkochen.

Wenn du also am Sonntag oder an einem beliebigen Abend in der Woche ein wenig Zeit einplanst, um zum Beispiel etwas Gemüse in Sticks zu schneiden und anschließend luftdicht in einem Glas oder einer Dose zu verschließen, hast du am Folgetag oder auch noch übermorgen einen gesunden Snack für zwischendurch. Auch alle Arten von Nüssen eignen sich super als Zwischenmahlzeit, und hier musst du nicht einmal etwas vorbereiten. Wenn du etwas mehr Abwechslung in deine Zwischenmahlzeiten bringen möchtest, kannst du vorkochen und zum Beispiel die folgenden Rezepte ausprobieren.

6.4.1 SELBSTGEMACHTE MÜSLIRIEGEL

Im Gegensatz zu gekauften Müsliriegeln enthalten deine eigenen Riegel keinerlei extra Zucker, der nicht nur ungesund sondern auch völlig überflüssig ist. Du kannst selbst entscheiden, was für Produkte du verwendest. Welche Nüsse, welche Trockenfrüchte, alles liegt in deinem eigenen Ermessen. Wandele dir das Rezept so ab, wie es dir am besten schmeckt, der Kreativität sind keine Grenzen gesetzt.

Dafür brauchst du:
75 g Mehl
75 g Haferflocken
25 g Mandeln
25 g Haselnüsse

25 g Sonnenblumenkerne

100 g Trockenfrüchte, z.B. Pflaumen oder Aprikosen

(achte darauf, dass sie ungezuckert sind)

1 geschälten Apfel

50 g Rosinen oder Sultaninen

1 Prise Salz

2 EL Honig, Agavendicksaft oder Ahornsirup

Und so bereitest du es zu:

Heize den Ofen auf 180 Grad Umluft vor. Gib alle Nüsse, alle Kerne, alle Trockenfrüchte inklusive Rosinen, den Apfel und die Haferflocken gemeinsam in einen Mixer und zerkleinere die Zutaten. Füge nun die restlichen Zutaten hinzu und verknete alles zu einem gleichmäßigen Teig. Lege ein Backpapier auf ein Backblech und verstreiche den Teig möglichst quadratisch oder rechteckig darauf. Backe ihn etwa 30 Minuten lang, schneide ihn noch im warmen Zustand in Riegel und lass ihn dann ordentlich abkühlen. Im Kühlschrank halten sich die Riegel ca. eine Woche, du kannst sie aber auch problemlos einfrieren und am Abend für den nächsten Tag auftauen lassen. Variiere die Nüsse, Kerne und Trockenfrüchte nach deinem Geschmack.

6.4.2 ZUCKERFREIE HEIDELBEERMUFFINS

Ob vormittags, nachmittags oder als Nachtisch, bei diesen Muffins brauchst du kein schlechtes Gewissen haben. Sie sind reich an Ballaststoffen, Proteinen und gesunden Beeren. Statt Heidelbeeren kannst du natürlich auch Brombeeren, Himbeeren, Erdbeeren oder sonstige Beeren verwenden. Ob frisch oder tiefgekühlt bleibt dabei ganz dir überlassen.

Dafür brauchst du:

80 ml Milch (alternativ kannst du auch Mandelmilch oder Hafermilch verwenden)

2 EL geschmolzene Butter

1 EL Honig, Agavendicksaft oder Ahornsirup

0,25 TL Apfelessig

0,5 TL Natron

120 g Mandelmehl

1 Prise Salz

3 Eier (alternativ kannst du 3 EL Nussmus verwenden)

30 g Himbeeren

30 g Heidelbeeren

1 TL Vanilleextrakt

Und so bereitest du es zu:

Heize den Backofen auf 175 Grad Ober- und Unterhitze vor und lege auf einem Backblech oder in einer Muffinform Papierförmchen aus. In einem Standmixer kannst du jetzt die Milch, die Butter, den Honig und den Apfelessig miteinander vermischen. Falls du keinen zur Hand hast, kannst du es auch mit einem Pürierstab oder einem Handmixer mischen. Gib das Vanilleextrakt, das Mandelmehl, das Natron und das Salz hinzu und mixe das Ganze auf niedriger Stufe für 15 Sekunden. Zu guter Letzt fügst du die Eier hinzu und mixt alles solange, bis eine gleichmäßige Masse entsteht. Fülle den Teig jetzt in eine Schüssel um und rühre die Beeren vorsichtig unter. Verteile den fertigen Teig nun gleichmäßig in die Muffinförmchen und lasse ihn im vorgeheizten Ofen etwa 15 Minuten backen. Im Kühlschrank halten sich diese gesunden Muffins luftdicht verschlossen ca. eine Woche lang. Alternativ kannst du sie auch einfrieren.

6.5 WOHLBEFINDEN

Du wirst rasch merken, wie sich dein Wohlbefinden verändert. Anfänglich kann eine

Ernährungsumstellung dich ganz schön belasten. Vor allem der Verzicht auf Zucker kann tatsächlich Folgen wie Kopfschmerzen und Müdigkeit mit sich bringen, aber auch diese Phase dauert nur wenige Tage an. Und wenn du die ersten Tage geschafft hast und dein Körper sich an die gesunde und frische Nahrung gewöhnt, wirst du neue Energie spüren. Wenn du Essen als Genussmoment wahrnimmst und es zelebrierst, stellt sich von selbst ein neues Lebensgefühl ein, das dir die Tage versüßt. Gehe in deinem eigenen Tempo vor und höre auf deinen Körper, aber gib nicht auf und bleib dran!

Richtige Antworten des Ratespiels

Frage 1: richtige Lösung Antwort c)

Frage 2: richtige Lösung Antwort a)

Frage 3: richtige Lösung Antwort b)

Frage 4: richtige Lösung Antwort c)

Frage 5: richtige Lösung Antwort b)